Der Klapsencoach

Für Patienten mit einer Borderline Persönlichkeits Störung

I0390510

Ein Ratgeber

Von Bordi zu Bordi

Inhalt

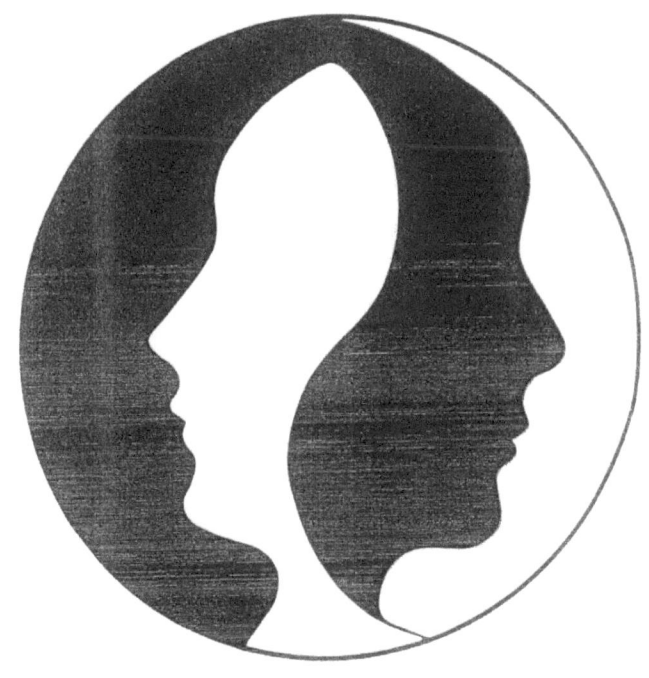

Quelle: LWL Klinik Hemer

Das DBT Symbol aus Hemer

DBT ist die Abkürzung für Dialektisch Behaviorale Therapie. Sie wurde entwickelt von Marsha Linehan, die selbst Borderlinerin ist und auch beruflich mit Menschen, die unter einer Borderline Persönlichkeitsstörung leiden, gearbeitet hat.

Das Symbol der DBT Station in Hemer ähnelt dem Ying und Yang Zeichen. Es besteht aus einem Kreis, mit etwa gleichgroßen schwarzen und weißen Bereichen. Sie bilden ein weißes Gesicht im schwarzen Anteil und ein schwarzes Gesicht im weißen Anteil. Je nach Blickwinkel dominiert das Eine oder das Andere. Aber sie sind immer Beide da!

Als Borderliner hat man quasi immer seine schwarzen Anteile im Hinterkopf. Eigentlich sind auch immer die weißen Teile da - doch das Schwarz schluckt oft so viel Licht, dass Bordis nichts anderes mehr sehen können als Schwarz!

Beide Anteile können sehr stark sein, weshalb eine gewisse Ähnlichkeit zu bipolaren Störungen besteht.

Und – was ist jetzt die „richtige" Persönlichkeit?

Der Optimist oder der Pessimist?

Der Konstruktive oder der Destruktive?

Der Aktive oder der Erstarrte?

Der Höfliche oder der Fordernde?

Der Name dieser Persönlichkeitsstörung bezieht sich darauf, dass man früher annahm, die BPS (Borderline Persönlichkeits Störung) läge auf der Grenze zur Schizophrenie. Tatsächlich kennen viele Betroffene Halluzinationen oder dissoziative Zustände.

Ich persönlich mag die Bezeichnung „Borderline", weil ich ständig das Gefühl habe, auf einer Grenze zu balancieren. Es gibt keine Schutzzone zwischen den beiden Welten – es ist entweder schwarz oder weiß.

Ein Leben in Extremen: Vollgas voraus – zurück – Marsch, Marsch!

Dieses Leben kostet sehr viel Kraft!

Wenn ich nicht meinen Mann und unsere Kinder hätte und noch dazu meine besten Freundinnen – ich weiß nicht, woher ich diese Kraft nehmen sollte, um immer und immer wieder aufzustehen und neu anzufangen.

Ich bin so dankbar, dass meine Familie, Freunde und Therapeuten mich annehmen, obwohl ich so bin, wie ich bin.

Vielleicht schaffe ich es eines Tages ja auch, mich selbst so anzunehmen, wie ich bin.

Die Dialektisch Behaviorale Therapie

Die Dialektisch Behaviorale Therapie (DBT) wurde in den 1980 er Jahren von Marsha Linehan entwickelt. Sie selbst ist Betroffene und arbeitete mit Borderline Patienten in der Klinik. Es ist die am besten wirksame Therapie bei der Borderline Persönlichkeits Störung (BPS).

Für mich ist die DBT das Tor zu einem selbstbestimmten Leben. Die BPS geht nicht weg. Sie ist ein Teil von mir. Aber mit Hilfe der Dialektisch Behavioralen Therapie habe ich gelernt damit zu leben.

Ein großes Problem von Patienten mit BPS ist die emotionale Instabilität, kombiniert mit extremen Spannungszuständen. Deshalb nehmen die Skills einen großen Teil der Therapie ein.

Skill – was ist das eigentlich?

„Skill" heißt übersetzt „Fertigkeit". In der Dialektisch Behavioralen Therapie benutzt man diesen Ausdruck für Alles, was dir hilft deine Spannung zu regulieren **ohne dich dabei in irgendeiner Weise zu schädigen.**

Die meisten Problemverhalten bei Patienten mit einer Borderline Persönlichkeitsstörung dienen auch dem Zweck, die Spannung abzubauen - „Druck abbauen". Allerdings helfen sie meist nur kurzfristig. Langfristig hinterlassen sie seelische und körperliche Schäden. Deswegen lohnt es sich, andere Möglichkeiten auszuprobieren. Die meisten Menschen, also auch die Gesunden, haben Methoden entwickelt, um innere Spannung abzubauen. Da bei uns Bordis die Spannung deutlich höher steigen kann als bei Anderen, brauchen wir oft stärkere Skills. Hier findest du eine kleine Auswahl, die sich auch auf der geschützten Station einsetzen lassen. Vielleicht kannst du die Liste ja noch ergänzen?!

Skillsammlung

Schmecken

Center shock
Brause Brocken
Ahoi Brause

Chili Weingummi
Chili Schoten
Weinende Himbeere   Schärfe lässt sich steigern,
indem man Wasser hinterher trinkt
Fishermans friend
Eiswürfel
Kratzeis
Apothekerlakritz mit Salmiak oder Pfeffer etc.

Riechen

Ammoniak Riechampullen
Tiger balsam
Wickstift
Erkältungsbalsam
Lavendelauflage
Persönliche Mischung ätherischer Öle
Parfüm / Rasierwasser
Duft deines Lieblingsmenschen

Fühlen

Cold pack (in den Nacken oder an den Hinterkopf)
Eiswürfel
Kalte Dusche
Handgelenke oder Füße kalt abbrausen
Igelball
Massageroller
Knete
Steinchen im Schuh
Barfuß laufen auf verschiedenen Untergründen, bei
verschiedenen Temperaturen

Bewegungsskills

Flur auf und ab laufen
Liegestütze
Liegestütze an der Wand
Imaginärer Stuhl
Kniebeugen
Treppenlaufen
Theraband
Handtuch verknoten und aufs Bett schlagen
Auf das Bett schlagen
Ein Blatt Papier so oft wie möglich falten
Ein Blatt Papier in der Mitte zerreißen, aufeinanderlegen,
wieder zerreißen, so oft es geht

Gedankenskills

Von 100 immer 7 abziehen
Großes Einmaleins
Fünf Wörter mit nf am Ende
Wörterkette: z.b. Haustür – Türschloss – Schlossgeist –
Geisterstunde......
Wortkette: z.b. mit Tieren: Esel – Leopard – Dromedar –
Ratte........
5 – 4 – 3 – 2 – 1: 5 blaue Dinge, 4 rote Dinge, 3 grüne Dinge, 2
orange Dinge, 1 durchsichtiges

Stadt, Land, Fluss

Spezielle Skills

Fotos: von der Familie, Kinder, Partner, Freund oder
Haustieren
Musik: Lieblingsmusik, Musik zum flotten Tanzen, Musik zum
Mitsingen, Meditationsmusik

Telefonieren mit Partner, Freund, Freundin, Coach
Lesen
Handyspiele
Kuscheltier
Lieblingskleidung
Kleidungsstück vom Lieblingsmenschen
Klavier spielen

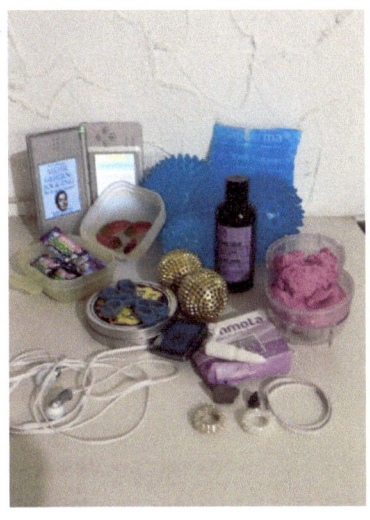

Ein paar Skills.

Zwischenmenschliche Skills

Die meisten Skills aus der Liste kannst du alleine anwenden
und auch im Hochstress einsetzen. Sie dienen dem Zweck,
deine Spannung zu regulieren.

Dann gibt es noch wichtige Skills, die du im Umgang mit anderen Menschen einsetzen solltest. Die drei Wichtigsten kommen im Klapsencoach vor:

1. Situation verlassen
2. Radikale Akzeptanz
3. Um Hilfe bitten

Mir geht es mies und niemand tut was dagegen!

Jetzt bin ich auch noch eingesperrt. Das macht alles nur noch schlimmer.

Der wichtigste Skill ist hier und jetzt:

Radikale Akzeptanz!

Ich weiß selbst, wie schwer das ist. Aber lass dich nicht provozieren! Kämpfe nicht!

Nicht gegen das Team,

nicht gegen Patienten

und vor allem nicht gegen dich!

Du willst so nicht leben – also musst du etwas ändern.

Die Gefühle eines Bordis sind oft wie Ebbe und Flut: Sie kommen und gehen auch wieder. Aber: Auch wenn eine Sturmflut kommt und alles wegzuschwimmen schein: Es kommt auch wieder Ebbe. Dann kannst du wieder auf dem Strand sitzen und dir die Sonne auf den Bauch scheinen lassen! Das kannst du dir jetzt vielleicht nicht vorstellen. Wie die lästige Werbung am Computer hochploppt, hörst du Sätze in dir wie: Das bleibt immer so, das wird nie besser, ich hab´s ja gewusst, ich werde nie ein normales Leben führen usw. Erkennst du das Schema? Es sind die alten Glaubenssätze, die tief in dir drin ihr Unwesen treiben. Meistens enthalten sie Worte wie: Immer, sowieso, nie usw. Du hast sie so stark verinnerlicht, dass du gar nicht mehr ohne sie leben kannst. Aber dadurch werden sie trotzdem nicht wahrer. Was machst du mit lästiger Werbung am PC? Sofort schließen. Das musst du auch mit den Glaubenssätzen machen!

Aber erstmal musst du deine Spannung einschätzen (sehr hoch? Wundert mich gar nicht) und skillen. Mach eine Skillkette!

Skillkette

Als erstes Mal eine schöne Skillkette.
Geht nicht auf der geschützten/ geschlossenen Station? Geht doch!

1. Laufe den Flur auf und ab, so schnell du kannst und so oft es geht.
2. Sitze auf dem imaginären Stuhl. Wie das geht? Du lehnst dich mit dem Rücken an die Wand und läßt dich so weit runterrutschen, bis deine Beine angewinkelt sind, als ob du auf einem Stuhl sitzt. Zähl mal, wie lange du es aushälst!
3. Hole dir ein Coldpack von der Schwester. Stecke es in einen kleinen Kissenbezug und halte es an deinen

Hinterkopf. Du kannst dich damit auch aufs Bett legen.
4. Mache einen Gedankenskill!
z.B. Zähle von 100 in Siebenerschritte rückwärts
also: 100 – 93 – 86 - ...
z.b. Bilde eine Wörterkette
also: Haustür – Türschloss – Schlossgeist – Geist...
z.b. überlege wieviele oder welche Bäume du kennst, oder Vögel, oder Autos...

Wenn deine Spannung jetzt etwas gesunken ist, solltest du dich belohnen. Gönne dir einen Tee, höre schöne Musik oder setzt dich einfach mal ans Fenster.

Das hast du gut gemacht! Du kannst es schaffen!

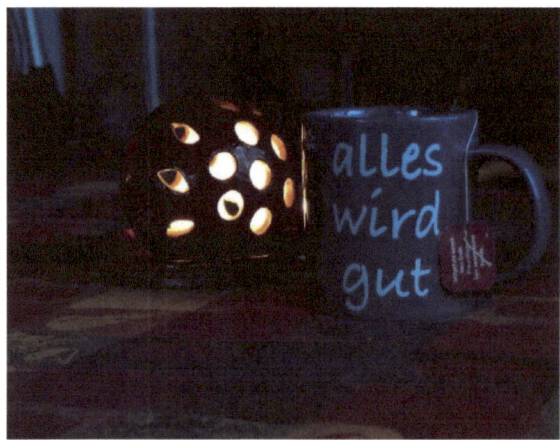

Du willst nicht hier sein? Verständlich. Dann finde heraus, was wieder einmal schief gelaufen ist!

Warum bist du hier? Was war der konkrete Anlass? Bestimmt möchtest du nicht immer und immer wieder hier landen. Der Einzige, der das verhindern kann – bist du!!!!!

Deshalb musst du herausfinden, was diesmal schief gelaufen ist und was du in Zukunft anders und auch besser machen kannst.

Darum: schreibe eine Verhaltensanalyse (VA)!

Auf Seite 14 findest du die Anleitung zur VA in Langform. Lass dir bitte leere Blätter und einen Stift geben und dann geht es los.
Vielleicht erkennst du selbst, warum aus den paar Wolken wieder mal ein Hurrikane geworden ist. Vielleicht siehst aber den Wald vor lauter Bäumen nicht mehr. Dann bitte jemand aus dem Team um Hilfe (wichtiger Skill: um Hilfe bitten).
Lies demjenigen deine VA vor. Beantworte seine Fragen, nachdem du zu Ende gelesen hast.
Und? Wird es schon klarer? Man kann ja so blöd sein... Man hätte doch nur das und das anders machen müssen... Hinterher ist man ja immer schlauer.

Quäle dich jetzt nicht. Du hast einen wichtigen Schritt in eine bessere Zukunft getan!

Und jetzt vergiss nicht den letzten Punkt der VA: Wiedergutmachung.

Du solltest dich ehrlich entschuldigen bei den Menschen, die du durch dein Verhalten in Not gebracht hast.

Das können Schwestern, Ärzte oder Mitpatienten sein. Aber es sind auch deine Familie und Freunde. Das Schlimme an der BPS ist, dass man gerade den Menschen, die einem am Wichtigsten sind, den größten Schaden zufügt. Es ist nicht leicht, um Entschuldigung zu bitten. Du kannst nicht erwarten, dass dein Gegenüber dir so einfach vergibt. Du musst ihm Zeit lassen, alles zu verdauen. Aber wenn das Verhältnis zu diesem Menschen irgendwann wieder normal sein soll, ist der erste Schritt: um Verzeihung bitten! Natürlich kannst du es durch die Gabe von Blumen, Pralinen etc. unterstreichen, aber wichtiger ist, dass du anerkennst, dass du jemandem geschadet hast, und das es dir leid tut. **Natürlich wolltest du niemandem schaden! Das ist klar.** Als Borderliner kannst du sehr gut nachfühlen, wie schwer es für den Anderen ist / war. Darum weißt du, was zu tun ist.

Apropos schaden:

Natürlich darfst du nicht mit anderen Patienten über deine Verletzungen oder Suizidversuche reden. Das ist schwer, denn du denkst, du hast eine verwandte Seele gefunden und es könnte dir bei der Verarbeitung helfen. Aber solche Gespräche helfen beiden nicht. Und du könntest es dir nie verzeihen, wenn ein anderer Patient deine Kenntnisse nutzen würde, um sich etwas anzutun!
Statt dessen:

Schreibe deine Verhaltensanalyse und bespreche sie mit einem Mitarbeiter des Teams. So kannst du deine kruden Gedanken ordnen, du schadest niemand und auch das Team sieht, wie du an deiner Genesung arbeitest.

Noch einmal zum letzten Punkt deiner VA: Wiedergutmachung

Das bezieht sich nicht nur auf Andere sondern auch und ganz wichtig auf dich!

Wahrscheinlich hast du dir selbst Schaden zugefügt. Also solltest du dir jetzt endlich mal wieder etwas Gutes tun. Das geht auch hier, auf der geschützten Station.

Du könntest z.b. ein warmes Bad nehmen. Die Schwestern haben schöne Badezusätze. Oder kennst du schon das Cleopatrabad? Ich kann dir sagen: Allererste Sahne! Vielleicht willst du dir ja auch etwas zu Essen gönnen? Das Pizzataxi liefert auch auf Station, oder bitte eine Schwester oder Mitpatienten, dir etwas aus dem Café mitzubringen. Aber nimm dir Zeit zum Genießen. Mache nichts Anderes nebenbei, sondern tue dir ganz bewusst etwas Gutes. Du hast es verdient.

Warte nicht darauf, dass andere dir etwas Gutes tun: Du bist erwachsen und solltest selbst für dich sorgen. Außerdem gibt es da immer noch das kleine verletzte Kind in dir. Es wird Zeit, dass du es liebevoll in die Arme nimmst und für das Kleine sorgst, wie es deine Eltern hätten tun sollen. Sei selbst dein bester Freund / deine Freundin.

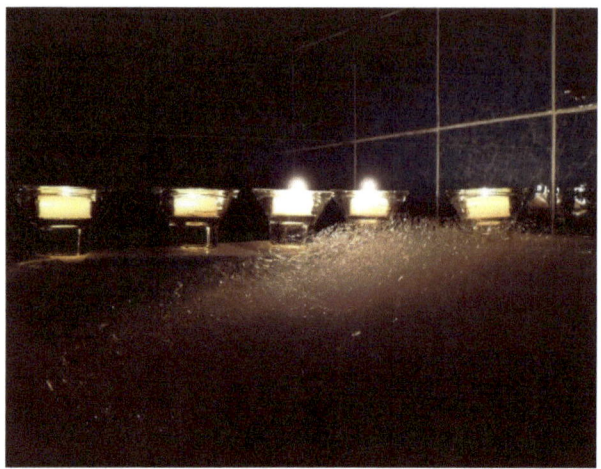

Gönn dir was Gutes. Vielleicht ein Schaumbad?

Anleitung zur Verhaltensanalyse

Lass dir Stift und Papier geben und schreibe alles in deinen Worten auf!

1. *Problemverhalten*
   Beschreiben Sie bitte Ihr Problemverhalten ganz genau.
   Was haben Sie getan, wo haben Sie es getan und wer war noch beteiligt?
   Was geschah mit den Gegenständen, die Sie verwendet haben?
   Beschreiben Sie ihr Problemverhalten so genau, dass man es in einem Film oder Theaterstück nachspielen könnte.

2. *Vorrausgehende Bedingungen*
Welches Ereignis ging dem Beginn des
Problemverhaltens voraus?
Was taten, dachten, fühlten Sie, was haben Sie sich
vorgestellt, ehe es begann?
Welche Körperempfindungen haben Sie
wahrgenommen?
Wann begann ihr Problemverhalten?
Was von dem Vorrausgegangenen war Ihrer Meinung
nach das Wichtigste?

3. *Anfälligkeitsfaktoren*
Was meinen Sie, hat Sie besonders anfällig gemacht,
für Ihr Problemverhalten?
Berücksichtigen Sie bitte folgende Aspekte:
körperliche Erkrankungen, stressreiche Ereignisse in
Ihrer Umgebung, wenig Schlaf, gestörtes Essen,
Verletzungen, intensive Gefühle oder eigenes
vorausgehendes Verhalten, das Sie sehr belastend
fanden.

4. *Konsequenzen*
Versuchen Sie genau festzustellen, was als
Konsequenz aus Ihrem Problemverhalten folgte.
Dazu gehören die eigenen Gefühle, Gedanken,
Körpersymptome und Ihr Verhalten. Wie war es
direkt nach dem PV und wie war es später? Wie
haben andere Personen sofort oder auch mit
Verzögerung reagiert? Welche Wirkung hatte Ihr
Verhalten auf Ihre Umgebung? Welche Folgen hatte
Ihr Verhalten für Sie selbst und für andere Personen?

5. *Lösungsanalyse*
   Gehen Sie noch einmal die Verhaltensanalyse durch. Schauen Sie sich die Punkte genau an, bei denen Sie das Problemverhalten vielleicht hätten umgehen können. Welche Fertigkeiten oder welche Bewältigungsmöglichkeiten hätten Sie anwenden können oder könnten Sie beim nächsten Mal einsetzen? Was hat Sie dieses Mal daran gehindert, Ihre Fähigkeiten einzusetzen? Welche Art von Konsequenz würde Ihnen helfen, Ihre Problemverhalten zukünftig unter Kontrolle zu bringen?

6. *Vorsorgestrategien*
   Wie hätten Sie die Anfälligkeit für Ihr Problemverhalten verringern können? Was könnten Sie in Zukunft berücksichtigen, um Ihre Anfälligkeiten zu verringern?

7. *Wiedergutmachung*
   Welche Möglichkeiten der Wiedergutmachung sehen Sie?

Quelle: LWL Klinik
Hemer

Fragen Gedicht

Wie oft schon bist du aufgewacht
Und hattest wieder Mist gemacht?
Ob du dich freust, noch hier zu sein?
Du weißt nicht, möchtest lieber schrein!

Es kommen wieder diese Plagen –
Alte ungeklärte Fragen.
Wie schmerzhaft kann dein Leben sein,
bist du wirklich ganz allein?

Wo kommst du her – wo gehst du hin?
Wo liegt des Lebens tiefer Sinn?
Wohin sind alles deine Träume?
Wohin wachsen Lebensbäume?

Warum heißt „Leben" „Leiden"?
Kann man dieses nicht vermeiden?
Warum gerade du?
Warum gehörst du nicht dazu?

Wer kennt die Antwort auf die Fragen?

Wer hört sich an die ganzen Klagen?

Wer reicht dir dennoch seine Hand?

Wer geht mit dir durchs wüste Land?

Wann fängt für dich das Leben an?

Wann hast du dir was gutgetan?

Wann lässt du das Leiden los?

Wann bist du endlich selbst der Boss?

Wofür bist du hier auf Erden?

Wofür lohnt es sich zu sterben?

Wofür lernst du Tag für Tag?

Wofür, wenn dich keiner mag?

Der Erste der dich lieben soll,

das bist du selbst, du alter Troll!

Erst wenn du endlich gut zu dir

Dann öffnet sich die schwere Tür.

Es muss nicht Vater, Mutter, Schwester sein

Du bist trotzdem nicht allein.

Es gibt Menschen, die dich kennen
Die dich Seelenfreundin nennen.

Sie geben Halt in schweren Stunden
Sind durch das Leiden dir verbunden.
Es gibt Bordis, die es schaffen!
Siehst du wie sie Schultern straffen?

Jede Krise führt dich weiter –
Entweder auf oder ab die Leiter.
Es liegt bei dir – Du hast die Kraft
Hast doch so vieles schon geschafft.

Ich glaub an dich, weil ich dir nah bin.
So hat unser beider Leben Sinn.
Ich kann nicht sagen: Es wird alles gut.
Es geht auf und ab – du brauchst viel Mut.

Doch du bist wirklich nicht allein.
Du siehst: wir sind jetzt schon zu zwein!
Vergiss es nicht und denk an mich –
Ich stütze dich und du stützt mich!

I.C.H.

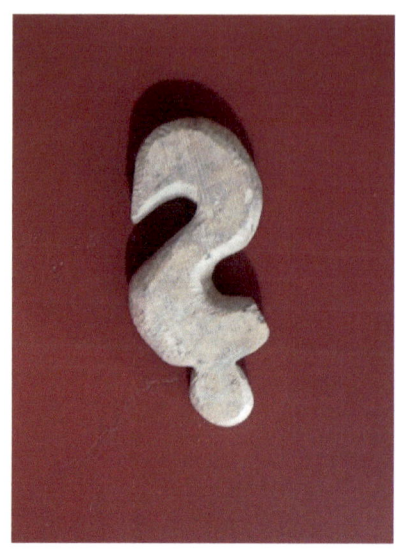

Du fühlst dich unverstanden und fremdbestimmt?

Wir wissen Beide, wie schwer es ist, Bordis zu verstehen. Wir verstehen uns ja selbst manchmal nicht. Außerdem bist du wahrscheinlich, wie viele von uns, ein Meister der Tarnung. Nach außen hin nichts anmerken lassen, während innerlich schon die Lava brodelt.

Jetzt heißt es: *Ruuuuhig Brauner!*
Versuch bitte nicht in dieser hohen Anspannung etwas auszudiskutieren!
Es bringt Nichts außer Frust auf beiden Seiten!

Du musst jetzt unbedingt skillen:

1. Der wichtigste Skill ist jetzt: die Situation verlassen!
2. Bewegung z.B.:
   Stationsflur auf und ab laufen
   unsichtbarer Stuhl
   Liegestütze an der Wand
   Knoten ins Handtuch und das Bett verdreschen

3. Kältereiz
   lass dir das große Bad aufschließen und dusche Füße
   und Beine kalt ab
4. Nimm eine scharfe Chili und kau sie sorgfältig
5. Mach Gedankenskills z.b.:
   Von 100 immer 7 abziehen
   oder schau dich um und finde 5 rote Dinge, 4 grüne,
   3 blaue, 2 gelbe und 1 durchsichtiges

Ist deine Spannung wieder etwas runtergegangen?

Dann lass uns mal überlegen!

Die Stationsregeln haben dir gerade einen dicken Strich durch die Rechnung gemacht.

Das ist ärgerlich – aber nicht zu ändern. Der benötigte Skill heißt hier:
radikale Akzeptanz!

Auf der geschützten Station sind Menschen, die in schweren Krisen stecken. Du weißt selbst am Besten, wozu man in solchen Zeiten fähig ist! Ich wette, du könntest da einiges aufzählen. Selbst wenn es dir schon etwas besser geht, und du für dich garantieren kannst, sind ja noch andere Patienten da, für die du nicht garantieren kannst. Und du willst nicht wirklich, dass jemand durch dich und deine Sturheit zu Schaden kommt.

Wenn du akzeptiert hast, dass du auf diesem Weg nicht deine Bedürfnisse erfüllen kannst, wende dich ruhig und freundlich an das Team. Du darfst ruhig sagen, wenn du enttäuscht bist. Bitte um Hilfe (wichtiger Skill). Schildere, warum du so unbedingt deinen Willen haben wolltest. Ich wollte z.B. unbedingt meinen Laptop haben, um diesen

Klapsencoach zu tippen. Im Oktober 2015 war das allerdings noch gegen die Regeln. Ich konnte mir jedoch immer Stift und Papier geben lassen, um wenigstens handschriftlich schon mal alles festzuhalten. Klar, es ist mühsamer, ich brauche so natürlich mehr Zeit, aber das Ergebnis ist doch gelungen, oder?

Die großen Fünf – the big five

Wenn man in Südafrika auf Fotosafari geht, versucht man alle „big five" zu entdecken. Die großen Fünf sind in Afrika: Elefant, Nashorn, Löwe, Leopard und Büffel.

Die großen Fünf für eine bessere psychische Balance sind:

1. *Beweg dich*
2. *Suche Gemeinschaft*
3. *Sei neugierig und achtsam*
4. *Hör nie auf zu lernen*
5. *Hilf jemand Anderem*

In England wird dieses Programm sehr erfolgreich der Bevölkerung bei jeder Gelegenheit empfohlen. Du solltest es mal versuchen. Wahrscheinlich hast du bei den meisten Punkten genau gegensätzliche Handlungsimpulse.

Natürlich kannst du dich in dein Bett legen und warten, dass die Zeit vergeht. Aber es wird dir nicht helfen. Du würdest wahrscheinlich in endlose Grübeleien versinken. Nachts könntest du nicht schlafen, weil du eh den ganzen Tag gedöst hast. Und alles ist doof, und wird immer dööfer. Der Einzige/ die Einzige, die das ändern kann, bist du. Versuche es mal – es tut garantiert nicht weh!

Bewegung ist in der Geschlossenen Abteilung nicht so einfach. Aber eigentlich hat jede Station einen Flur, den man als Rennpiste nutzen kann. Vielleicht darfst du auch mal die Treppen hoch und runter laufen. Schon eine halbe Stunde Bewegung am Tag bringt etwas.

Suche Gemeinschaft - und wenn die Anderen nicht meine Kragenweite haben, oder verwirrt sind, oder...??? Die Schwestern und Pfleger sollten gut orientiert sein. Frage nach, ob und wann sie sich Zeit nehmen können, einfach mal mit dir zu plaudern oder z.B. einen Tee zu trinken. Etwas Normalität tut gut.

Sei neugierig und achtsam. Überall kann man etwas entdecken. Der Alltag auf Station, die Menschen, das Essen usw. Du solltest dich auch bemühen, Nachrichten zu sehen, hören oder die Zeitung zu lesen. So hast du auch Gesprächsthemen für den obigen Punkt.

Hör niemals auf zu lernen. Gut so - du hast den Klapsencoach bekommen und angefangen darin zu lesen. Also lernst du!

Hilf jemand Anderem. Das kann man im Krankenhaus immer tun. Aber hilf nicht mit Widerwillen. Du hast die Fähigkeit, dich in Andere hineinzuversetzen – Nutze sie. Jemandem helfen ist ein sehr wirksamer Skill. Meistens bekommt man mehr zurück, als man investiert hat.

Jetzt viel Spaß bei der Jagd nach den big five!

Alles traurig, alles dunkel, alles doof?

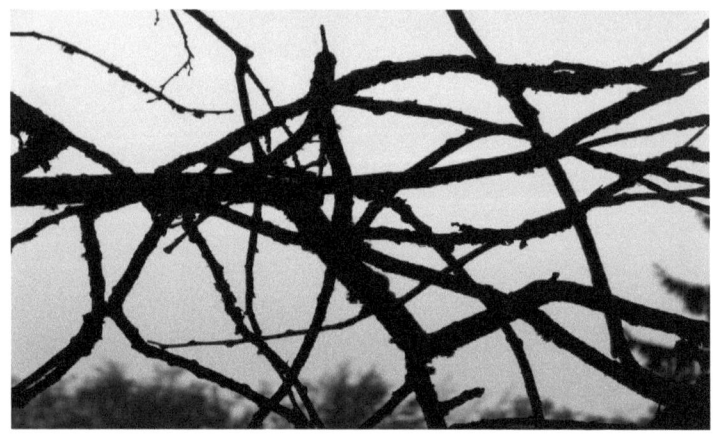

Wahrscheinlich steckst du gerade in einer Krise. Wenn du nicht schon depressiv bist, deprimiert es dich, hier zu sein. Aber wird irgendetwas besser, wenn du auf diesen negativen Gedanken herumreitest?
Erfahrungsgemäß nicht. Es wird Zeit, die Sichtweise zu verändern. Sammele Positives!

Wie das geht? Irgendetwas gibt es immer, was nicht nur blöd ist. Vielleicht hast du hier einen alten Bekannten wiedergetroffen, vielleicht hat jemand dir eine Zigarette geschenkt oder fand dein T Shirt gut.
Damit du diese kleinen Lichtblicke auch wirklich wahrnimmst und sie nicht einfach untergehen, schreibe sie einzeln auf post it Klebezettel. Mit diesen positiven Zetteln dekorierst du dein Zimmer. Als erstes die Wand, wo du immer hinschaust. Oder den ganzen Nachtschrank voll, oder, oder, oder…
Wichtig ist, dass du immer wieder siehst, wie das positive auch mit dir auf der geschützten Station ist.
Mit der Zeit werden es immer mehr. Jeder einzelne Zettel ist der Beweis, dass nicht alles schlecht ist.

Auf den ersten Zettel kannst du schreiben, dass ich stolz auf dich bin! Warum?

Weil du den Klapsencoach liest und versuchst, dein Leben wieder selbst in die Hand zu nehmen!

Das freut mich und macht mich stolz auf dich! Bordis haben nämlich ganz schön Power!

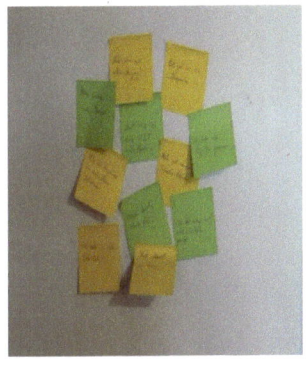 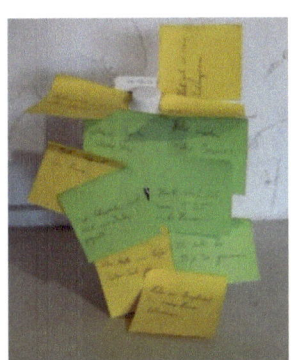

Positive Post Its an der Wand.   Suchbild: Wo ist die Safttüte?

Ganz schön spannend – die Spannungskurve

Das tückische bei einer Borderline Krise ist häufig die Kombination aus hoher Anspannung und depressivem Gedankengut. Beides für sich würde für eine Krise reichen, aber zusammen ist es eine wirklich gefährliche Mischung.

Daher ist es wichtig, dass du immer wieder deine Spannung selbst einschätzt und am Besten auch aufschreibst. Es liegt ein Formular für die Spannungskurve bei. Falls du es noch nie angewandt hast, kannst du das Team um Hilfe bitten. Auf Seite 28 findest du eine genaue Zuordnung.

Hier eine Kurzanleitung:

Bestimme mit Hilfe der Liste deine aktuelle Spannung mindestens alle zwei Stunden und immer, wenn du merkst, dass es dir schlecht geht – und natürlich auch, wenn du merkst, dass es dir gut geht!

Überlege, wie im Moment deine **Gefühle** sind: z.b. fröhlich – traurig, zuversichtlich – hoffnungslos, gut – schlecht, tatkräftig – hilflos. Jeder findet eigene Worte, um seine Gefühle zu beschreiben. Die Wörter oben sollen nur Vorschläge sein.

Beobachte deine **Gedanken**: sind sie positiv oder negativ, geordnet oder durcheinander, führen sie zu etwas oder drehen sie sich nur im Kreis?

Wie ist deine **Konzentration?** Kannst du dich gut auf ein Gespräch oder eine Aufgabe konzentrieren, oder fällt es dir schwer? Schweifen deine Gedanken immer ab, oder kannst du sie auf die aktuelle Situation richten?

Kannst du dich spüren, wie ist dein **Körpergefühl?** Unter hoher Anspannung spürt man seinen Körper oft fast nicht. Er ist wie betäubt und scheint nicht zu dir zu gehören. Fühl mal genau hin. Du kannst auch probehalber mal mit dem Fingernagel an deinem Unterarm entlanggehen.

Welche und wie stark sind deine **Handlungsimpulse?** Du willst gleich den Pfleger umschubsen und durch die Tür verschwinden? Du suchst krampfhaft nach Möglichkeiten dir etwas anzutun? Oder ist dein Handlungsimpuls ins Bett kriechen und Decke über den Kopf?

Wenn deine Handlungsimpulse so stark sind, dass du sie nicht kontrollieren kannst, bist du wahrscheinlich im Hochstress und musst dich unbedingt beim Team melden. Warte nicht zu lange und fange sofort an zu skillen.

Das, was auch andere beurteilen können, ist dein **Verhalten.**

Schau selber hin und sage ehrlich: ist dein Verhalten angemessen? Oder bist du fahrig und haust alles um? Suchst du Streit oder fängst du sofort an zu weinen? Oder bleibst du nur im Bett, obwohl dein Körper Bewegung bräuchte?

Beispiel (während ich an dem Ratgeber schreibe):

Meine **Gefühle** sind positiv, weil gerade meine Kinder da waren und ich übermorgen nach Hause kann. Sie sind auch etwas traurig, weil eine Mitpatientin weint und ich Mitleid habe.

Meine **Gedanken** sind im Moment teils positiv (ich schreibe den Klapsencoach und komme gut voran) und teils traurig (was könnte dieser Mitpatientin helfen?).

Meine **Konzentration** lässt nach, als ich die Mitpatientin auf dem Flur weinen höre. Ich kann gar nicht mehr ans Schreiben denken.

Das Weinen wird stärker, sie scheint allein zu sein. Meine Spannung steigt.

Mein **Handlungsimpuls** ist der Mitpatientin zu helfen.

Ich habe der Schwester Bescheid gesagt, die Mitpatientin in den Arm genommen und ihr einen Tee gekocht. Ich habe mich vergewissert, dass die Schwester sich weiter um sie kümmert. Mein **Verhalten** ist angemessen
Meine **Spannung ist** jetzt bei knapp 5. Ich werde jetzt erst etwas skillen, bevor ich weiterschreibe.

So, jetzt ist meine Spannung wieder bei 4 und ich kann weiterschreiben.

Jetzt in dieser Krisenintervention muss ich darauf achten, mich selbst nicht zu überfordern. Ich kann die Probleme der

Anderen leider nicht lösen. Aber ich kann dafür sorgen, dass sich das Team kümmert. Sie sind dafür ausgebildet, haben genaue Kenntnisse über die Erkrankung und Probleme der anderen Patienten und sie haben die Möglichkeit Hilfsmittel und Medis einzusetzen, wenn es dem Betroffenen hilft. So sauge ich nicht das Leid der Anderen in mir auf.

Achte auf dich! Die geschützte Station ist die Intensivstation der Psychiatrie. Auf Intensivstationen gibt es immer viel Leid. Du bist auch nicht ohne Grund hier, du bist auch noch instabil. Deswegen versuche nicht, die Welt zu retten. Hol dir Hilfe, wenn es dir nicht gut geht, aber auch wenn es Anderen nicht gut geht!

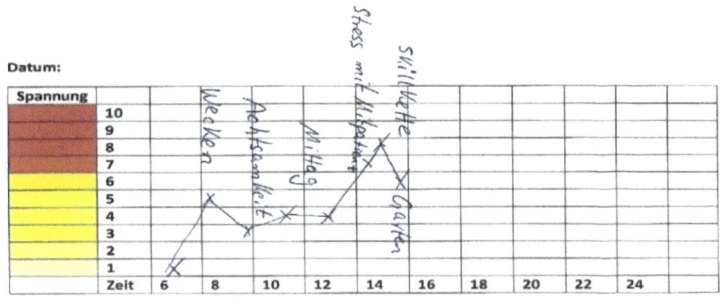

So könnte eine Spannungskurve aussehen. Trage zu der Spannung jeweils den aktuellen Anlass ein, damit du es auch später nachvollziehen kannst.

Spannung einschätzen

9) fast unerträglich, extremer Selbstverletzungsdruck, Körper gar nicht mehr spürbar, nicht mehr ansprechbar, nicht aufnahmefähig / gar keine Konzentration, nicht in der Lage

eigentliche Tätigkeit weiter zu führen (z.B. Gespräch führen oder an Gruppe teilnehmen etc.)

8) starker Selbstverletzungsdruck, kaum ansprechbar, nicht aufnahmefähig, keine Konzentration, Körper kaum spürbar, nicht in der Lage, eigentliche Tätigkeit weiter zu führen

7) negative Gedanken drängen sich auf und sind nicht kontrollierbar, starke negative Gefühle, wenig aufnahmefähig / schlechte Konzentration, Körper wenig spürbar, nicht in der Lage eigentliche Tätigkeit weiterzuführen, **Point of no return**

6) starke negative Gedanken oder Gefühle, mittelmäßige Konzentration, Körper nur mittelmäßig spürbar, mit viel Mühe in der Lage eigentliche Tätigkeit weiterzuführen

5) negative Gedanken oder Gefühle, mittelmäßige Konzentration, Körper einigermaßen spürbar, mit Mühe in der Lage, eigentliche Tätigkeit weiterzuführen

4) gemischte oder neutrale Gedanken und Gefühle, Konzentration ok, Körper relativ spürbar, relativ gut in der Lage eigentliche Tätigkeit weiterzuführen

3) Gedanken oder Gefühle ok, gute Konzentration, Körper gut spürbar, gut in der Lage eigentliche Tätigkeit weiterzuführen

2) positive Gedanken oder Gefühle, sehr gute Konzentration, Körper gut spürbar, sehr gut in der Lage eigentliche Tätigkeit weiterzuführen

1) positive Gedanken oder Gefühle, sehr entspannt, sehr gute Konzentration, Körper gut spürbar, mühelos in der Lage eigentliche Tätigkeit weiterzuführen   Quelle: LWL Klinik Hemer

Point of no return heißt zu deutsch: der Punkt ohne Wiederkehr. Ab einer Spannung von 7 ist man erfahrungsgemäß nicht mehr in der Lage, klar zu denken. Die Gefahr, den Handlungsimpulsen zum Problemverhalten nachzugeben ist sehr groß. Deswegen solltest du im Vorfeld versuchen, deine Spannung gar nicht erst so hoch steigen zu lassen.

Spannungskurve

Datum:

Spannung											
10											
9											
8											
7											
6											
5											
4											
3											
2											
1											
Zeit	6	8	10	12	14	16	18	20	22	24	

Die Tagebuch Karte – Diary card

Warum solltest du gerade in der Krise Tagebuch führen? So toll ist das Jetzt und Hier auch nicht!

Aber darum geht es auch nicht.
Auf der Diary card trägst du in 12 Kategorien ein, was in deinem Kopf vorgeht. Dadurch, dass du dir die Mühe machst es einzutragen, wird dir bewusst, was sonst im Stillen vor sich geht. So bekommst du die Möglichkeit darauf Einfluss zu

nehmen und somit selbst und natürlich auch mit Hilfe des Teams deine Situation zu verbessern.

Sieh dir die Diary Card erst Mal an. Sie hat sieben Zeilen, für jeden Wochentag eine.

Die Spalten sind:

Power / Kraft, Energie: Wahrscheinlich weißt du sehr genau, was du dir unter Power vorstellst und du weißt auch, wie es sich anfühlt, wenn du keine Power hast. Zwischen Vollpower (5) und gar keine Kraft (0) gibt es auch für Bordis Abstufungen. Wenn es über den Tagesverlauf schwankt, kannst du den Mittelwert nehmen.

Körperliche Aktivität: Hier trägst du ein, wieviel du dich tatsächlich körperlich betätigt hast. Absichtserklärungen gelten nicht – hier zählen nur harte Fakten.

Sich etwas Gutes tun: du musst üben, gut zu dir selbst zu sein. Jede Kleinigkeit zählt.

Positive Ereignisse: Jeder Tag hat auch irgendetwas Gutes. Finde es!

Freude: Auf einer Skala von 0 = gar keine Freude bis 5 = Alles Freude

Neuer Weg: Wenn du schon das 12 wöchige DBT Programm absolviert hast, kennst du den neuen Weg. Trage ein, ob du mit festen Schritten auf dem neuen Weg marschierst (5) oder ob du vorsichtig den ersten Schritt machst (1).

Skills eingesetzt: Wie oft hast du heute geskillt? Dauerskillen gibt 5 Punkte, gar nicht skillen sind 0.

Wirksamkeit der Skills: Wie wirksam waren deine Skills? Wenn du durch sie deine Spannung gut und schnell runterschrauben konntest, ist das 5, wenn sie gar nicht geholfen haben eine 0.

Schlaf: ausreichender und guter Schlaf mindert deine Anfälligkeit. Bewerte ihn auf einer Skala von 0 (ganz schlecht geschlafen) bis 5 (gut und viel geschlafen).

Spezielles Problemverhalten: Mit deinem Therapeuten oder jemandem aus dem Team legst du fest, auf welches oder welche PV du jetzt besonders achten willst. In die eine Spalte trägst du ein, wie stark der Drang zum PV war (von 0 = gar nicht) bis 5 (der Drang beherrscht alles) und in der zweiten Spalte ob du PV hattest (j) oder nicht (n).

Not / Elend: Gib auf einer Skala von 0 (keine Not, alles tutti) bis 5 (größte Not/größtes Elend/ größte Verzweiflung) an, wie du den heutigen Tag empfunden hast.

Alter Weg: Wenn du das 12 wöchige DBT Programm schon absolviert hast, kennst du den neuen Weg. Und obwohl du ihn kennst, könnte es sein, dass der alte Weg dir sehr verlockend scheint. Trage in die erste Spalte ein, wie groß der Drang ist, das alte Schema zu wiederholen und in die zweite Spalte, ob du nachgegeben hast (j) oder ob du standhaft geblieben bist (n).

Suizidale Ideen: Hier trägst du ein, wie oft dir die ganz schwarzen Gedanken gekommen sind. Wenn du ständig daran denkst, trägst du eine 5 ein, wenn dir gar keine solchen Ideen kommen eine 0.

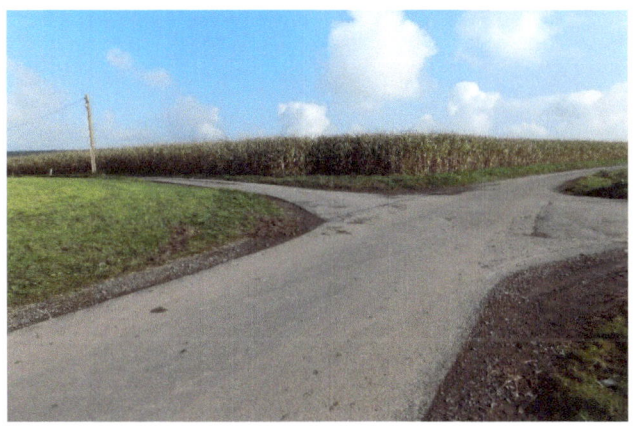

Welches ist der richtige Weg? Neue Wege entstehen dadurch, dass man sie geht!

Diary card

Power	körperl. Aktivität	sich etwas Gutes tun	positive Ereignisse	Freude neuer Weg	Skills einges.	Skills Wirks.	Schlaf	Spez. Drang	PV Hand.	Not/ Elend	Alter Drang	Weg Hand.	suizid. Ideen
0-5	0-5			0-5	0-5	0-5	0-5	0-5	j/n	0-5	0-5	j/n	0-5
													·

Chefvisite

Einmal in der Woche gibt sich der Chefarzt die Ehre. Er kann aber nur mit den Informationen arbeiten, die er auch hat. Bevor er den Rundgang durch die Zimmer startet, bespricht er mit dem Team der Station jeden Patienten. Darum sprich am Besten schon am Tag vorher mit dem / der Stationsarzt/ärztin über deine Bemühungen, dann kann er / sie diese Informationen mit in die Vorbesprechung nehmen und die Visite wird effektiver.

Teile mit:
dass du deine VA geschrieben hast und zu welcher Erkenntnis du gekommen bist. Zeige deine Spannungskurve und Diary card.
Erkläre, warum du Klebezettel sammelst.

Die Ärzte, die ich kennengelernt habe freuen sich, wenn die Bordis Eigenverantwortung übernehmen und sich intensiv mit ihrer Genesung und nicht nur mit der Krankheit auseinandersetzen.

Fragen, die du an die Ärzte hast, solltest du dir vorher notieren, damit sie nicht im Eifer des Gefechtes untergehen z.B. wie deine Blutwerte sind. Gerade wenn du dauerhaft Medis nimmst, ist es wichtig auf die Leber- und Nierenwerte zu achten. Sollen Medikamente umgestellt werden, frage nach, wie die Neuen wirken und was der erwartete Vorteil gegenüber den Alten ist.
Dränge nicht zu früh auf zu viele Freiheiten. Eigentlich weißt du selbst am Besten, ob du dir schon vertrauen kannst. Die geschützte Station kann dir nur Schutz bieten, wenn du ehrlich bist.

Klar, du kannst allen zeigen, was ´ne Harke ist. Du kannst rebellieren, während des Ausgangs verschwinden, schädliche Dinge horten. Natürlich gibt es immer irgendwo eine Lücke, die man ausnutzen kann. Aber was erreichst du damit? Du schädigst dich selbst, bekommst einen Beschluss und darfst noch länger die Gastfreundschaft der geschützten Abteilung auskosten. Auch wenn du eine strategische Meisterleistung ablieferst, um die Schutzmaßnahmen auszuhebeln: das Team wird daran nicht deine Intelligenz bewundern, sondern nur deine Gestörtheit bestätigt sehen.

Und mir imponierst du mehr, wenn du dich selbst in den Hintern trittst und deine Intelligenz und Power einsetzt um dein Leben wieder in den Griff zu kriegen!

Wenn du das erste Mal wieder nach Hause darfst

Natürlich möchtest endlich wieder mal nach Hause. Vielleicht darfst du am Wochenende mal für drei Stunden mit deiner Familie heimfahren, wenn sie versprechen auch gut auf dich aufzupassen.

Dann kommt der große Augenblick: Du betrittst deine Wohnung und das Erste, was du siehst ist: Chaos! Die Staubmäuse kommen zur Begrüßung an die Tür, das Bad steht vor Dreck, die Mikrowelle trägt heute Nudelsoßen Rot und überhaupt wäre eine Grundreinigung angesagt. Du merkst, wie deine Spannung steigt. Du hast starke Fluchtimpulse.

Jetzt nur keinen Fehler machen!

Erst mal tief durchatmen und dann skillen.

Fang jetzt bloß nicht an aufzuräumen und zu putzen! Dafür hast du keinen „Urlaub" bekommen. Überleg genau, was dir auf der Geschlossenen am meisten fehlt und dann kümmere dich darum.

Geh an die frische Luft, auch wenn es regnet.

Bewege dich.

Such deine Lieblingsmusik raus, oder stell dir neue Musik zusammen. Natürlich keine Depri Mucke!

Zieh endlich die Kleidung an, die du schon die ganze Zeit vermisst hast.

Leg Parfum auf.

Checke deine e – mails, aber lass dich nicht stressen!

Pack zu Hause ein, was dir in der Klinik nützlich sein kann. Auf alle Fälle aber deine persönlichen Skills!

Wahrscheinlich hast du keine Lust, wieder zurück zu gehen. Das ist nur allzu verständlich. Aber du hast schon Anderes geschafft und das hier schaffst du auch!

Telefoncoaching – der Telefonjoker im echten Leben

Auch wenn in der Klinik alles gut gelaufen ist, kann es sein, dass du „draußen" ganz anders reagierst. Doch nicht nur bei „Wer wird Millionär" sondern auch im echten Leben gibt es Telefonjoker. Sei es, dass du nur für ein paar Stunden zu Hause bist, oder dass du schon komplett entlassen bist: Es kann immer wieder dazu kommen, dass es dir plötzlich richtig, richtig schlecht geht. Und obwohl du so viel gelernt und geübt hast, fällt dir auf einmal nicht mehr ein, was du jetzt tun kannst und solltest. Das ist normal und menschlich.

Nur der Lügenbaron Münchhausen behauptete, dass er sich am eigenen Schopf aus dem Sumpf gezogen hat.

**Für normale Menschen und auch für Bordis gilt:
Hilfe holen – Hilfe annehmen**

Nimm bitte Seite 23 zur Hand. Gehe jeden einzelnen Punkt gewissenhaft durch. Wie ein Pilot vor dem Flugzeugstart. Das Blatt hat genug Platz, dass du dir darauf Notizen machen kannst. Dann wähle die Nummer der Klinik oder deines Therapeuten für das Telefoncoaching. Im Idealfall hat dein Joker die gleiche Checkliste vorliegen und kann dir beim Manövrieren helfen.

Versuche, dich auf die Vorschläge einzulassen. Sei es, dass du erst noch mal skillen sollst, oder dass du am Besten gleich zur Klinik fährst.

Du schaffst auch das! Du bist auf dem richtigen Weg, weil du einen ganz wichtigen Skill anwendest: Um Hilfe bitten.

Ich bin stolz auf dich!

Telefoncoaching

Bevor du zum Hörer greifst, gehe bitte vorher folgende Checkliste durch und mache dir hier Notizen!

Wie hoch ist meine Spannung?

Gedanken
Gefühle
Konzentration
Körpergefühl
Handlungsimpulse
Verhalten
Meine Spannung liegt aktuell bei:
Welche Skills habe ich bereits eingesetzt?
Welche Skills sollte ich einsetzen?
Hat es mir geholfen?

Worunter leide ich zur Zeit am meisten?

Gedanken
Gefühle
Konzentration
Körpergefühl
Handlungsimpulse
Verhalten
Sonstiges

Was kann mir jetzt helfen? Was brauche ich am Dringendsten?

Brauche ich eine Validierung? Löst sich das Gedankenknäuel wenn mir jemand zuhört?

Brauche ich eine Anleitung für eine Skillkette?

Brauche ich jemanden, der mir sagt, dass ich in die Klinik fahren soll?

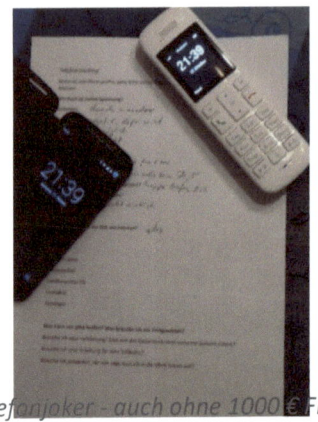
Telefonjoker - auch ohne 1000 € Frage

Bordigemeinschaft

Hoffentlich hilft dir dieser Klapsencoach. Dahinter steckt ein leibhaftiger Bordi, der dir auf diesem Weg sagt:

Du bist nicht allein! Auch wenn du anders bist – es gibt noch welche die genauso anders sind.

Es wird hoffentlich nicht lange dauern und deine Auswilderung steht bevor. Du hast wahrscheinlich schwer geackert, um so weit zu kommen. Vielleicht hat dir meine Unterstützung geholfen?!

Ich hoffe, dass du immer seltener in die Klinik musst.
Aber zögere nicht zu lange, wenn es dir nicht gut geht. Der wichtigste Skill ist: sich Hilfe holen. Wenn du freiwillig und frühzeitig kommst, bleibt der Aufenthalt i.d.R. so kurz wie nötig. Manchmal reicht sogar eine Nacht aus, um mal mit Abstand auf das Ganze zu sehen.

Ich sage jetzt extra nicht „auf Wiedersehen", da du den Klapsencoach ja in der Klinik bekommen hast. Ich sage: so long! Und: walk the (border-)line!

Wie geht es jetzt weiter?

Wenn du die 12 wöchige DBT schon absolviert hast, hast du ja schon eine gewisse Anbindung an eine Fachklinik. Optimal wäre, wenn du einen niedergelassenen Einzeltherapeuten finden würdest und auch die ambulante Skillgruppe besuchen könntest.

Wenn deine Diagnose noch nicht gesichert ist, oder du noch nicht so lange davon weißt, wäre es sinnvoll, wenn du Kontakt mit einer Klinik aufnehmen würdest, die die DBT durchführen kann. Sprich mit deinem behandelnden Arzt darüber. Evtl. kann er für dich den Kontakt herstellen oder dir Auskunft geben, wo du diese Therapie bekommen kannst. Natürlich haben die nicht gerade auf dich gewartet! In der Regel musst du mit ein paar Monaten Wartezeit rechnen. Aber umso länger du es aufschiebst, umso später fängt deine Therapie an.

Ich habe die DBT an der Hans – Prinzhorn - Klinik in Hemer absolviert und dadurch eine viel bessere Lebensqualität gewonnen. Die Dialektisch Behaviorale Therapie ist anstrengend! Uns Bordis wird wirklich nichts geschenkt. Man muss lernen, Hausaufgaben machen und sich auch mit seinen dunklen Seiten auseinandersetzen.

Auf Dauer ist es aber wahrscheinlich noch anstrengender sich alleine von Krise zu Krise zu wurschteln. Dein Problemverhalten könnte irgendwann auch mal zu bleibenden Schäden führen! Dann hast du außer der

Borderline Persönlichkeits Störung auch noch eine Behinderung oder chronische Krankheit an der Backe. Also nutze jede Hilfe, die du kriegen kannst. Du kannst es schaffen!

Du musst nicht immer die erste Geige spielen –

Aber du solltest unbedingt der Dirigent sein

Im Konzert deines Lebens!

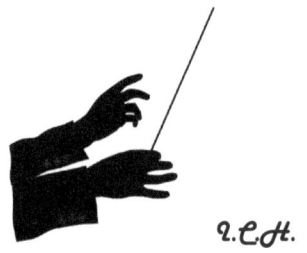

I.C.H.

„Klapsencoach" darf man denn so was sagen????

Dazu ein klares „Jein". Wer selber drin ist, darf auch Klapse sagen!

Alle Anderen sollten besser darauf verzichten!

Damit ist also auch schon klar, an wen sich der „Klapsencoach" wendet und wer ihn geschrieben hat. Ich bin selber Bordi mit ausreichend „Klapsenerfahrung" und ich möchte auf diesem Wege anderen Betroffenen etwas zur Seite stehen. Denn selbst als gut geschulter Bordi steht man während einer Krise etwas neben sich. Man kommt einfach nicht dran an seine guten Bewältigungsstrategien.

Wer weiß das besser, als selbst Betroffene?
Deshalb dieser Coach, als Hilfe von Bordi zu Bordi.

Die Rechte

Die Rechte an diesem Ratgeber liegen ausschließlich bei mir.
Er ist mein geistiges Eigentum.
Ich würde mich freuen, wenn er direkt Betroffenen (Bordis) und indirekt Betroffenen (Angehörigen und Klinikpersonal) eine Hilfe wäre.

Wer den „Klapsencoach" weitergeben oder zitieren möchte, ihn als Ganzes oder in Auszügen nutzen möchte, sollte dies nicht ohne mein Einverständnis tun. Es sind sogar schon Minister darüber gestolpert, dass sie nicht ordentlich zitiert haben...